SUR GRIN VOS CONNAISSANCES SE FONT PAYER

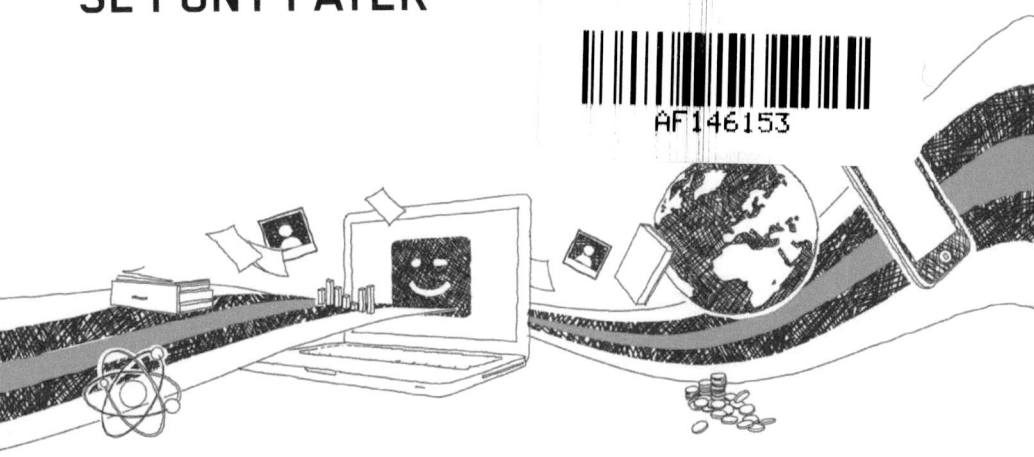

- Nous publions vos devoirs
  et votre thèse de bachelor et master

- Votre propre eBook et livre –
  dans tous les magasins principaux du monde

- Gagnez sur chaque vente

Téléchargez maintentant sur www.GRIN.com
et publiez gratuitement

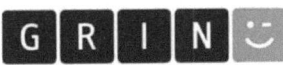

Bibliographic information published by the German National Library:

The German National Library lists this publication in the National Bibliography; detailed bibliographic data are available on the Internet at http://dnb.dnb.de .

Imprint:

Copyright © 2018 GRIN Verlag
Print and binding: Books on Demand GmbH, Norderstedt Germany
ISBN: 9783668873988

This book at GRIN:

https://www.grin.com/document/448641

Yahya Idriss Ibrahim

L' épilepsie et son traitement par les médicaments antiépileptiques

Cas d'étude de 204 patients

GRIN Verlag

GRIN - Your knowledge has value

Since its foundation in 1998, GRIN has specialized in publishing academic texts by students, college teachers and other academics as e-book and printed book. The website www.grin.com is an ideal platform for presenting term papers, final papers, scientific essays, dissertations and specialist books.

Visit us on the internet:

http://www.grin.com/

http://www.facebook.com/grincom

http://www.twitter.com/grin_com

Mémoire

Pour l'obtention de Master 2 en Neurobiologie

Département : Neurologie

Par : YAHYA IDRISS IBRAHIM

L'EPILEPSIE ET SON TRAITEMENT PAR LES MEDICAMENTS ANTIEPILEPTIQUES[1].

Neurologue du pôle médical de la C.N.S.S

2017

Mémoire

Pour l'obtention du Master 2 en Neurobiologie

Département : Neurologie

Par : YAHYA IDRISS IBRAHIM

L'EPILEPSIE ET SON TRAITEMENT PAR LES MEDICAMENTS ANTIEPILEPTIQUES.

Neurologue du pôle médical de la C.N.S.S

2017

SOMMAIRE

LISTE DES ABREVIATIONS

AVP = ACIDE VALPROIQUE.

CBZ = CARBAMAZEPINE.

CNSS = CAISSE NATIONALE DE SECURITE SOCIALE.

EEG = ELECTRO-ENCEPHALOGRAPHIE.

ESL = ESLICARBAMAZEPINE.

ECR = EPILEPSIE CONTROLE RANDOMISE.

IMC = INDICE DE MASSE CORPOREL.

IRM = IMAGERIE PAR RESONANCE MAGNETIQUE.

LCS = LACOSAMIDE.

NS5 = Neuron-Spectrum 5.

MAE = MEDICAMENTS ANTI-EPILEPTIQUES.

PER = PERAMPANEL.

PGB = PREGABALINE.

PRFI = PAYS A REVENU FAIBLE OU INTERMEDIAIRE.

PRFM = PAYS A REVENU FAIBLE OU MOYEN.

RTG = RETIGABINE.

SNC = SYSTEME NERVEUX CENTRAL.

TGB = TIAGABINE.

REMERCIEMENTS

À notre Maître et Responsable du module

Madame la Professeur Marie MOFTAH

Professeur Adjoint en Neuroscience et chef de projet

Vous nous avez accordé votre confiance pour mener à bien ce travail, et nous avez fait l'honneur d'être à notre disposition.

Veuillez trouver ici l'expression de notre profond respect, et permettez-nous de vous témoigner toute notre gratitude pour votre engagement pédagogique au quotidien, votre dynamisme, votre optimisme, votre bienveillance et votre disponibilité.

À toute l'équipe Pédagogique

Maître de Conférences au Département de Zoologie, Faculté des Sciences, Université d'Alexandrie, Alexandrie, Egypte ET,

Mohamed Bennis,

Professeur en Physiologie et Neurosciences. Directeur du Laboratoire de Pharmacologie, Neurobiologie et Comportement. Université Cadi Ayyad. Faculté des Sciences. Marrakech, Maroc.

Vous nous avez accordé votre confiance pour mener à bien ce travail, et nous avez fait l'honneur de nous accorder vos temps précieux.

Veuillez trouver ici l'expression de notre profond respect, et permettez-nous de vous témoigner toute notre gratitude pour votre engagement pédagogique au quotidien, votre dynamisme, votre optimisme, votre bienveillance et votre disponibilité.

A mon directeur de mémoire

Monsieur le Docteur Moulid Ali Meidal, Spécialiste en neurologie-épileptologie.

Vous m'avez fait l'honneur d'accepter de juger cette mémoire. Vous m'avez accueilli au sein de votre service, et permis de découvrir toute la richesse de notre métier à travers la diversité des machines et des techniques employées au quotidien.

Veuillez trouver dans ce travail, l'expression de mon profond respect et de ma reconnaissance.

PROBLEMATIQUE

En Afrique subsaharienne, environ 60% des patients épileptiques ne reçoivent aucun traitement antiépileptique, principalement pour des raisons économiques et sociales.

La prévalence de l'épilepsie est plus élevée dans les pays moins développés que dans les pays plus développés.

Bien que des médicaments antiépileptiques efficaces soient disponibles, un écart de traitement substantiel est évident dans les pays en développement, car les ressources humaines et financières pour le diagnostic et le traitement sont limitées et les malentendus et la stigmatisation entourent le trouble.[1]

A Djibouti, les patients épileptiques sont soignés pour la majorité par des médecins généralistes dus à un manque de médecin neurologue. De ce fait certains de ces patients souffrent des crises épileptiques même en prenant des traitements antiépileptiques (problème dans le choix de la prescription) ou dans le choix du type d'épilepsie que présentent ces patients.

Les patients épileptiques à Djibouti reçoivent-ils les traitements adéquats ? Leur type d'épilepsie est-elle bien déterminée ?

OBJECTIFS :

Pour cela, nous procéderons à une étude épidémiologique basée sur des questionnaires qui seront adressés à des professionnels de la santé (médecins, pharmaciens, urgentistes). Mais aussi à des questions pour les patients afin de déterminer leur niveau socio-économique, régionale, alphabétisation, etc...

- Déterminer si l'épilepsie des patients est bien diagnostiquée.
- Déterminer si les patients réagissent bien face aux traitements.
- Comment les patients sont vus par la société ?

INTRODUCTION

L'épilepsie est une atteinte cérébrale caractérisée par une prédisposition persistante à la production de crises épileptiques, et par les conséquences neurobiologiques, cognitives, psychologiques et sociales de cet état. La définition de l'épilepsie nécessite la survenue d'au moins une crise épileptique.

La crise épileptique est la survenue transitoire de signes et/ou symptômes dus à une activité neuronale anormale excessive ou synchrone dans le cerveau.[2]

Principaux faits :

L'épilepsie est un trouble neurologique courant, avec plus de 85% des personnes atteintes d'épilepsie vivant dans des pays à revenu faible ou intermédiaire (PRFI), y compris en Afrique subsaharienne. L'augmentation du fardeau de l'épilepsie peut être liée à de mauvais services de santé et à une incidence accrue de facteurs de risque tels que les infections du système nerveux central (SNC). L'épilepsie reste une condition négligée à travers le monde, et nous avons besoin d'une meilleure compréhension de la pathogenèse, de la prise en charge et des conséquences. Beaucoup de personnes atteintes d'épilepsie dans les PRFM ne cherchent pas de traitement biomédical pour leur épilepsie, en raison des coûts ou des croyances culturelles. Une mauvaise observance des médicaments antiépileptiques (MAE) peut contribuer à un contrôle insuffisant des crises, à des troubles cognitifs, à des troubles du comportement et à une surmortalité.[3]

Les gammes thérapeutiques peuvent être définies de plusieurs façons pour qu'elles soient plus utiles sur le plan clinique. Une approche plus rigoureuse basée sur la probabilité de leurs limites supérieures et inférieures pourrait être adoptée dans des populations de patients de taille suffisante chez qui le degré de maîtrise des crises était défini explicitement : de telles plages pouvaient être déterminées pour des syndromes particuliers et pour des patients avec différents degrés de crise d'activité au sein de chaque type de crise. Il existe déjà des preuves que les crises tonico-cloniques bilatérales sont contrôlées par la phénytoïne et le phénobarbitone à des concentrations plasmatiques plus faibles que celles requises pour maîtriser les crises partielles. Comme l'épilepsie entre fréquemment en rémission pendant le traitement et ne rechute pas après le retrait du traitement, il semble probable que, chez les patients dont le trouble est remédié, les limites supérieures et inférieures de l'intervalle thérapeutique diminuent avec le temps. Une autre question à résoudre est de savoir si seule une libération totale de toutes les convulsions mineures, devraient être exigée pour qu'une concentration de drogue soit considérée comme « thérapeutique », ou si la concentration associée à ce qui est considéré comme « satisfaisant » ou avec la liberté des crises majeures, bien que mineures continuent, est considéré comme « thérapeutique » ? Les auteurs ne définissent parfois pas ce qu'ils entendent par « contrôle » des crises.[4]

Le but du traitement médicamenteux de l'épilepsie est de prévenir les crises sans provoquer d'effets indésirables. Pour atteindre cet objectif, les dosages de médicaments doivent être individualisés. La mesure des niveaux de médicaments antiépileptiques dans les fluides corporels (surveillance des médicaments thérapeutiques) est fréquemment utilisée pour optimiser la posologie des médicaments pour des patients individuels.[5]

Partie I-Epilepsie : Définition et Diagnostic.

1-Définition des concepts épilepsies et crises épileptiques.

1.1 Epilepsie :
DÉFINITION PRATIQUE DEL'EPILEPSIE :

Les convulsions sont généralement paroxystiques et épisodiques, ce qui entraîne un événement soudain mais transitoire du comportement, somatosensoriel, moteur ou symptôme, visuel ou signe, et causé par l'activité neuronale du cortex anormalement excessive. Les crises peuvent être provoquées par certaines influences (par exemple, un traumatisme, hémorragie cérébrale, dyscrasies métaboliques, ou les expositions médicamenteuses) ou se produisent spontanément sans provocation. Certaines personnes peuvent avoir des convulsions récurrentes provoquées sans avoir l'épilepsie, ce qui exige plutôt qu'une tendance accrue vers des crises récurrentes spontanées est présente. Les crises provoquées ne se reproduisent pas lorsque les facteurs provoquants sont modifiés ou corrigés.

Les symptômes cliniques principaux et les signes de l'épilepsie comprennent ictus (lors d'une convulsion), postcritique (immédiatement après la fin de la convulsion) et intercritiques (entre les épisodes convulsifs) manifestations. Les altérations du comportement qui accompagnent les crises d'épilepsie sont diverses, allant de sentiments subjectifs rapportés par le patient objectivement témoins de l'arrêt du comportement, l'absence de réponse, ou des mouvements involontaires. La nature de la perturbation du comportement ictal dépend de l'emplacement du début de la convulsion dans le cerveau et son taux et le modèle de propagation impliquant des réseaux de neurones dans des régions cérébrales voisines ou lointaines.[6]

1.2 Crises épileptiques :
Une crise d'épilepsie est la manifestation clinique d'une décharge anormale et excessive d'un ensemble de neurones dans le cerveau.[7]

1.2.1 Germination axonale : Réponse des cellules hippocampiques aux crises d'épilepsie :

Les mécanismes neuroplastiques impliqués dans la récupération des lésions ou des maladies ne sont pas toujours positifs ; et dans certains cas, ils sont responsables de l'initiation ou de l'amélioration des processus pathologiques. Quand une perte massive de cellules neuronales se produit, générant la désafférentation d'une région du cerveau, la germination axonale se produit comme une réponse plastique répandue dans une partie du SNC pour se réorganiser et essayer de réparer les dommages. Néanmoins, le processus de germination axonale a également été décrit comme un signe de différents troubles du SNC dans lesquels la mort neuronale se produit. Particulièrement dans ELT (épilepsie du lobe temporal), la mort neuronale proéminente produite par les convulsions dans l'hippocampe (sous-champs CA1 et CA3) et l'amygdale, favorise la germination de nouveaux axones dans les cellules granulaires dentées survivantes, qui tentent de réinnerver la zone du cerveau touchée, et produit une réorganisation aberrante synaptique, qui a été impliqué dans la pathogenèse de cette maladie. Dans une étude clinique, Scheimeiser et ses collaborateurs, ont analysés 319 échantillons de patients atteints de ELT et ont observé une corrélation entre l'étendue de la germination des fibres moussues et la perte neuronale, mais d'autres preuves suggèrent que la dégénérescence neuronale n'est pas strictement nécessaire au début de la germination. D'autre part, la fonction aberrante de la germination axonale a également été considérée comme une conséquence du vieillissement cellulaire granulaire. Althaus et ses collègues (2017) injectent des rétrovirus porteurs d'une protéine fluorescente jaune synaptophysine dans un modèle de ELT chez le rat (induite par l'administration de pilocarpine) et démontrent que chez les animaux néonatals et adultes, les cellules granulaires nouvellement développées contribuent à l'axone aberrante une réorganisation dans une mesure similaire, au moins dans ce modèle expérimental. Ces résultats et d'autres suggèrent qu'il existe une relation plus complexe entre l'âge des cellules granulaires et leur participation à la plasticité liée aux crises. La réorganisation synaptique du SNC et la description neuroanatomique du processus de germination axonale impliquent une série très compliquée d'événements difficiles à reproduire in vitro ; cependant, certains d'entre eux ont été caractérisés dans des échantillons de cerveaux humains et de modèles animaux de ELT. La méthode de coloration de Timm a mis en évidence des changements structuraux importants dans les cellules granuleuses dentées avec la germination de nouvelles collatérales axonales qui établissent des synapses fonctionnelles avec les dendrites de cellules granulaires à l'intérieur de la couche moléculaire interne. La réorganisation neuronale des réseaux peut se produire dans différentes zones du cerveau générant de nombreuses connexions aberrantes qui favorisent ELT. D'autre part, la germination axonale est un mécanisme régulé par différentes molécules qui jouent un rôle important dans le développement du cerveau et dans l'épileptogenèse. En ce sens, il est connu que l'expression de certaines protéines, comme les PAM (protéines associées aux microtubules) et le GAP-43, sont essentielles pour ce processus. En particulier, la protéine GAP-43, abondante dans les cônes de croissance neuronale et nécessaire à la croissance et à la restructuration des axones neuronaux, est largement utilisée comme marqueur spécifique de la germination axonale. D'autres molécules critiques capable de promouvoir ou d'inhiber la croissance axonale se trouvent en dehors de la cellule, telles que des molécules de la matrice extracellulaire et des molécules d'adhésion cellulaire, ainsi que des molécules diffusibles, tels que les cytokines produites par des cellules gliales (réactif) ou des cellules neuronales autour de la région blessée. Ces molécules ont également d'autres fonctions importantes, indiquant la façon dont un nouvel axone doit suivre pour atteindre les régions cibles et les cellules.

Malgré les différentes approches qui ont jusqu'ici contribué à la compréhension des processus de neuroplasticité et d'épileptogenèse, l'identification de plus de molécules participantes et une description détaillée du profil neuroanatomique de la germination axonale au niveau des cellules individuelles sont nécessaires pour améliorer le traitement de cela et d'autres maladies neuronales.[8]

2-Diagnostic de l'épilepsie :

La présentation clinique dépend d'un certain nombre de facteurs, principalement : les parties du cerveau atteintes, le mode de propagation des décharges épileptiques à travers le cerveau, la cause de l'épilepsie et l'âge de l'individu. La classification des épilepsies est controversée et a eu tendance à se concentrer à la fois sur la présentation clinique (type de crise d'épilepsie) et sur le trouble neurologique sous-jacent (épilepsies et syndromes épileptiques).

L'épilepsie est avant tout un diagnostic clinique basé sur une description détaillée des événements avant, pendant et après une convulsion effectuée par la personne et / ou le témoin. L'électroencéphalogramme (EEG), l'imagerie par résonance magnétique (IRM) et la tomodensitométrie (TDM) sont utilisés pour enquêter sur les personnes souffrant d'épilepsie connue et soupçonnée. Le diagnostic d'épilepsie exige que le type de crise, le syndrome d'épilepsie et toute cause sous-jacente soient déterminés. Il peut être difficile de poser un diagnostic d'épilepsie et un diagnostic erroné est courant.

L'étude nationale de l'épilepsie menée au Royaume-Uni a révélé que 60% des personnes souffrant d'épilepsie ont des crises convulsives, dont les deux tiers ont des épilepsies focales et des crises généralisées et l'autre tiers des crises tonico-cloniques généralisées. Environ le tiers des cas ont moins d'une crise par an, un tiers a entre une et 12 convulsions par année et les autres ont plus d'une convulsion par mois.

Chez les adultes et les enfants atteints d'épilepsie, la plupart (70%) entrera en rémission (sans épilepsie pendant cinq ans en traitement), mais 30% développent une épilepsie chronique. Le nombre de crises dans les 6 mois suivant la première présentation est un facteur prédictif important pour la rémission précoce et à long terme des crises.

L'étude nationale de l'épilepsie menée au Royaume-Uni a révélé que la majorité (60%) des personnes ayant des crises d'épilepsie nouvellement diagnostiquées ou soupçonnées souffraient d'épilepsie sans étiologie identifiable. La maladie vasculaire était l'étiologie dans 15% et la tumeur dans 6%. Chez les sujets plus âgés, la proportion d'une cause identifiable était beaucoup plus élevée : 49% étaient dus à une maladie vasculaire et 11% à des tumeurs.

Le pilier du traitement de l'épilepsie sont les médicaments antiépileptiques (MAE) pris quotidiennement pour prévenir la récurrence des crises d'épilepsie. Depuis le développement de l'IRM, il y a eu une augmentation du nombre de personnes atteintes d'épilepsie qui pourraient bénéficier d'une intervention chirurgicale. Il est également nécessaire de fournir des informations appropriées aux personnes atteintes d'épilepsie et à leurs soignants. Au Royaume-Uni, le secteur bénévole joue un rôle important en aidant les personnes atteintes d'épilepsie.

Depuis 2004, la discussion sur la classification des épilepsies s'est poursuivie. Avec les progrès de la technologie, en particulier l'imagerie et la génétique, une partie de l'ancienne terminologie, par exemple idiopathique / symptomatique / cryptogéniques, est devenue redondante en général. En outre, bien que les crises puissent être focalisées ou généralisées au début, cette terminologie ne peut pas être appliquée aux syndromes. Les termes partiel, complexe et simple sont également remplacés simplement par focal.

Assurer un diagnostic précis est important pour la gestion de la planification. Bien que le but principal soit de diagnostiquer un syndrome électroclinique reconnaissable, il est reconnu que cela peut ne pas être possible chez un nombre non négligeable d'individus. Le diagnostic exact du syndrome peut ne pas être évident à la présentation. De plus, chez certains, la cause peut être d'égale importance. Une approche plus descriptive a été recommandée, en retenant les syndromes électrocliniques lorsque cela est possible mais où l'étiologie sous-jacente est prise en compte. Cela a des implications pour le traitement dans un nombre croissant de situations.[9]

2.1-Neuropharmacologie de l'épilepsie

Les crises, à un niveau basique, proviennent d'un déséquilibre entre les entrées excitatrices et inhibitrices des cellules (c'est-à-dire une excitation accrue ou une inhibition réduite). Le résultat est une synchronisation anormale de l'activité électrique dans un groupe de neurones actifs et, en fonction du site d'origine et des structures cérébrales et des réseaux cérébraux touchés, les crises peuvent produire une variété de caractéristiques cliniques et de symptômes et peuvent rester localisés ou généralisés cerveau entier. L'épilepsie est un trouble du réseau dans lequel les connexions physiologiques normales entre les voies / régions corticales et sous-corticales sont interrompues ou perturbées.

La terminologie et la classification des crises d'épilepsie sont actuellement en cours de révision. Les convulsions sont généralement définies soit comme focales, qui proviennent de réseaux dans un hémisphère, ou généralisées, qui proviennent de réseaux distribués bilatéralement et qui s'engagent rapidement. Le terme plus ancien « apparition partielle » n'est plus préféré, et les distinctions entre primaire et secondairement généralisé (c.-à-d. Touchant les deux hémisphères depuis le début, ou progressant vers les deux hémisphères après un foyer focal) ne sont pas conservées dans la nouvelle classification. En usage répandu. Les crises peuvent alors être décrites en fonction de leur type (p. Ex. Tonico-clonique généralisée, absence, myoclonique, clonique, tonique ou atonique) et de leur cause sous-jacente (génétique versus structurelle / métabolique versus inconnue). De nombreux syndromes sont également définis, tels que l'épilepsie myoclonique juvénile et le syndrome de Lennox-Gastaut, caractérisés par des caractéristiques cliniques, des signes et des symptômes complexes et spécifiques qui se regroupent fréquemment.

Au niveau cellulaire, l'activité électrique des neurones est sous le contrôle des transporteurs d'ions, des pompes et des canaux ioniques, qui permettent à des quantités d'ions chargés positivement ou négativement de circuler dans et hors des cellules. À leur tour, ces pompes et canaux ioniques sont régulés par des facteurs tels que la tension ou la liaison des ligands soit directement, soit via des récepteurs couplés aux protéines G. Les canaux pivots de ces processus sont les canaux Na^+, K^+, Ca^{2+} et Cl^-, qui sont également la cible de nombreux MAE disponibles actuellement.

Les principaux neurotransmetteurs excitateurs et inhibiteurs sont respectivement le glutamate et le GABA, et ces systèmes de neurotransmetteurs sont également ciblés par de nombreux autres médicaments antiépileptiques. Les monoamines, y compris la sérotonine (5-HT), la dopamine (DA) et la noradrénaline (NA) représentent un autre groupe de composés neuroactifs qui régulent l'activité neuronale et pourraient ainsi influencer l'initiation et la propagation de l'activité épileptique ; Cependant, ceux-ci ne sont pas principalement ciblés par les MAE actuels.[10]

Partie II : Traitement de l'épilepsie par les antiépileptiques.

1-La mise en place du traitement

Les médicaments antiépileptiques (MAE) sont la base du traitement de l'épilepsie. Jusqu'en 1993, le choix de MAE a été limité à sept ou huit agents principaux. Cependant, 16 nouveaux antiépileptiques ont été approuvés et mis sur le marché depuis. Avec un si grand choix de MAE, beaucoup de conseils est nécessaire dans le choix des MAE pour le traitement initial, une monothérapie de remplacement plus tard, ou thérapie adjuvante. Les considérations dans le choix des MAE doit inclure le spectre d'efficacité du MAE, ses propriétés pharmacocinétiques, la sécurité et le profil de tolérance et son efficacité contre comorbidités, le cas échéant au patient pour des circonstances particulières.[11]

2-Tableau 1 : Spectre de l'efficacité des médicaments antiépileptiques.

Antiépileptique Drug	Convulsions Focaux	Tonico-cloniques Convulsions	Convulsions D'absence Généralisées	Convulsions Myocloniques Généralisées	Lennox-Gastaut (SLG) ou Spasmes Infantile (IS)
Zonisamide	Essais de classe I	Suggéré, mais non Prouvée dans des Essais de classe I	Suggéré, mais non Prouvée dans des essais De classe I	Suggéré, mais non Prouvée dans des Essais de classe I	
Lacosamide	Essais de classe I	Inconnu	Inefficace	Inefficace	
Vigabatrine	Essais de classe I	Inefficace	Inefficace	Inefficace	Essais de classe I
Rufinamide	Classe I des essais, mais approuvé par la FDA	Suggéré, mais non approuvé par des essais de classe I	Inconnu	Inconnu	Essais de classe I LGS
Ezogabine	Essais de classe I	Inconnu	Inconnu	Inconnu	
Pérampanel	Essais de classe I	Essais de classe I	Inconnu		
Phénobarbital	Essais de classe I	Suggéré, mais non prouvé dans des essais de classe I	Inefficace	Preuve de classe IV	
Phénytoïne	Essais de classe I	Suggéré, mais non prouvé dans des essais de classe I	Inefficace	Inefficace	
Carbamazépine	Essais de classe I	Suggéré, mais non prouvé dans des essais de classe I	Inefficace	Inefficace	
Oxcarbazépine	Essais de classe I	Inconnu	Inefficace	Inefficace	
L'acétate d'Eslicarbazépine	Essais de classe I	Inconnu	Inefficace	Inefficace	
Valproate	Essais de classe I	Suggéré, mais non prouvé dans	Essais de classe I	Suggéré, mais non prouvé dans	Suggéré, mais non prouvé dans

		des essais de classe I		des essais de classe I	des essais de classe I
Ethosuximide	Inefficace	Inefficace	Inefficace	Inconnu	
Clobazam	Suggéré, mais non prouvé dans des essais de classe I	Suggéré, mais non prouvé dans des essais de classe I	Suggéré, mais non prouvé dans des essais de classe I	Suggéré, mais non prouvé dans des essais de classe I	Essais de classe I LGS
Felbamate	Essais de classe I	Suggéré, mais non prouvé dans des essais de classe I	Inconnu	Inconnu	Essais de classe I LGS
Gabapentine	Essais de classe I	Inefficace	Inefficace	Inefficace	
Prégabaline	Essais de classe I	Inefficace	Inefficace	Inefficace	
Lamotrigine	Essais de classe I	Essais de classe I	Suggéré, mais non prouvé dans des essais de classe I	Variable	Essais de classe I LGS
Topiramate	Essais de classe I	Essais de classe I	Inefficace dans un essai de classe I	Inconnu	Essais de classe I LGS
Tiagabine	Essais de classe I	Inefficace	Inefficace	Inefficace	
Lévétiracétam	Essais de classe I	Essais de classe I	Suggéré, mais non prouvé dans des essais de classe I	Essais de classe I	

Des preuves concernant l'efficacité et le profil d'innocuité des MAE plus anciens ont été accumulées grâce à des études et à des observations cliniques recueillies pendant de nombreuses années. La supériorité des nouveaux médicaments en termes d'efficacité n'a été rapportée que par rapport au placebo. Dans l'ensemble, les nouvelles molécules sont considérées comme causant moins de crise d'épilepsie et plus faciles à gérer. Cependant, les informations de sécurité sont basées sur de courtes périodes de suivi et sur des ECR dimensionnés sur la base des résultats d'efficacité, qui n'évaluent pas correctement la sécurité à long terme. Les données sur l'efficacité des nouveaux antiépileptiques, en particulier chez les enfants, n'ont été explorées que dans quelques cas. Les données actuelles sont insuffisantes pour évaluer l'équilibre risque-bénéfice de l'utilisation de l'ESL, du LCS, du PER, du PGB, du RTG et du TGB chez les enfants atteints d'épilepsie. Les coûts considérablement plus élevés des nouvelles molécules devraient également être pris en compte dans le processus décisionnel.[12]

Matériels et Méthodes

1- Type et période d'Etude :

L'étude menée est une étude épidémiologique descriptive. Elle s'est déroulée dans le laboratoire de neurophysiologie au sein du Pôle médical de la C.N.S.S du 01 Février 2018 au 30 Août 2018.

Le protocole concerne le passage d'examen des patients présentant des crises convulsives épileptiformes, dans le but d'observer les phénomènes électrophysiologiques sur les tracés de l'électroencéphalogramme (EEG). Aussi des questionnaires adaptés s'adressant aux patients pour savoir évaluer l'efficacité des médicaments anti-épileptiques.

2- Site d'Etude

Cette étude s'est déroulée dans le service de neurologie de la C.N.S.S sous la supervision de Dr Moulid Ali Maidal neurologue du pôle de la C.N.S.S.

3- Matériels
3.1 Les matériels techniques :

Le matériel technique utilisé dans le laboratoire d'électrophysiologie de la C.N.S.S pour cette étude de recherche était l'électroencéphalographie (EEG) de type Neuron-Spectrum 5 (NS5).[15] **Figure 4**

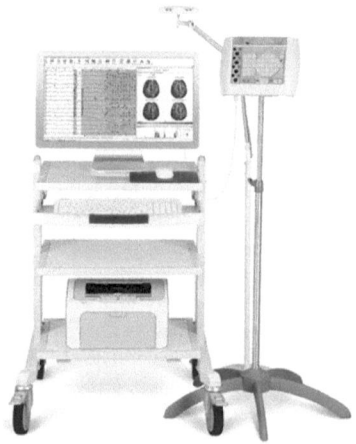

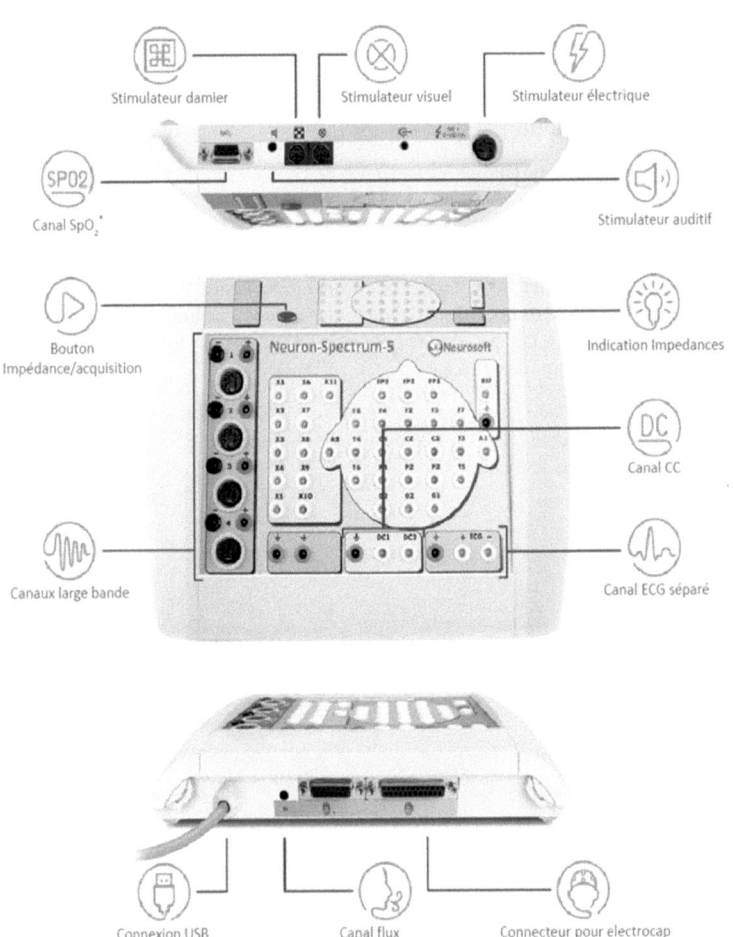

Figure 5 : Image du boitier de l'électroencéphalographie.

3.2 - Matériels informatiques

Les matériels informatiques sont :

- Logiciel Windows 10 professionnel.

- Microsoft office Word et Excel.

- Logiciel d'acquisition neurosoft.

- Adobe Reader Acrobat X.

- Logiciel de Statistique Sphinx Plus version 5.

4. Population d'étude

Les critères d'inclusion concernent tout patient ayant présenté des crises épileptiques depuis au moins 2 ans et mis sous traitement anti épileptique. Une population de 204 patients a été choisis et l'enquête s'est déroulée selon les moyens par des rencontres en tête à tête avec les patients ou par téléphonies. Les patients ont été choisis à partir des archives des dossiers des patients dans le département de neurologie.

Des déplacements ont eu lieu à des domiciles pour un cas de famille dont les enfants présentent tous une épilepsie et qu'on suspectait une étiologie génétique, malgré le manque de laboratoire génétique dans le pays.

RESULTATS

1-Données socio-démographiques :

a-Localité :

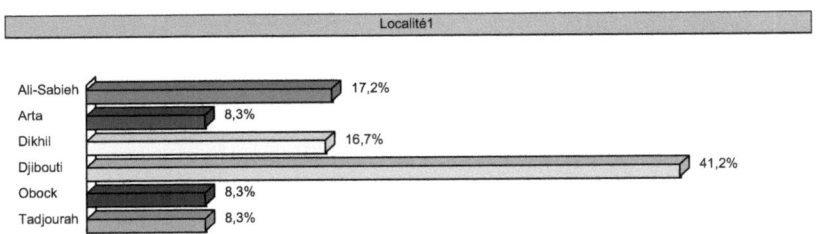

17.2%= 35 patients. 8.3% = 17 patients. 16.7% = 34 patients. 41.2% = 84 patients.

b- âge :

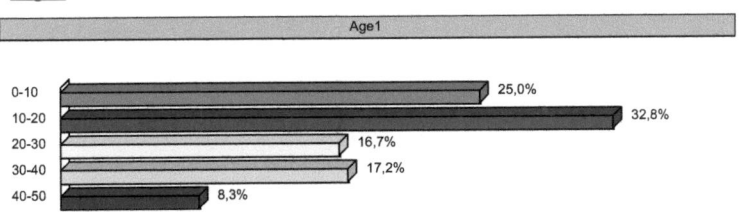

25.0% = 51 patients. 32.8% = 67 patients. 16.7% = 34 patients. 17.2% = 35patients. 8.3% = 17patients.

c-sexe :

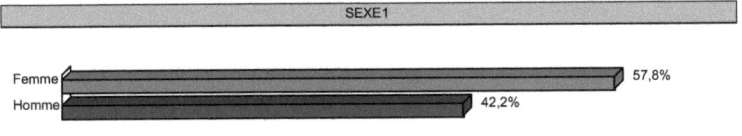

57.8% = 118 patients. 42.2% = 86 patients.

d-Etat Matrimonial :

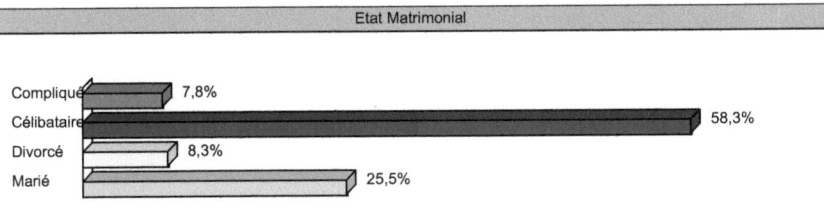

7.8% = 16 patients. 58.3% = 119 patients. 8.3% = 17 patients. 25.5% = 52 patients.

e-Profession :

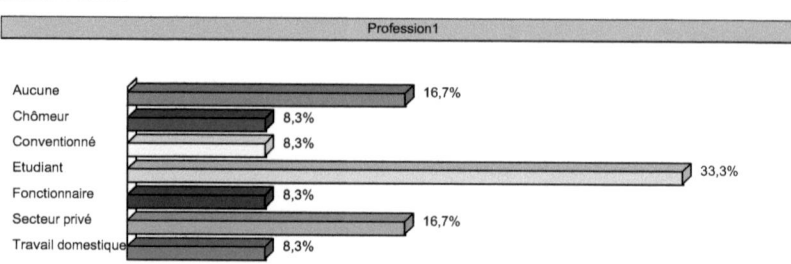

8.3% = 17 patients. 16.7% = 34 patients. 33.3% = 68 patients.

2-Données sur les crises :

a-Crises moins de 2ans :

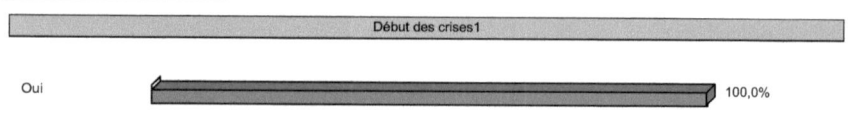

100.0% = 204 patients.

b- A quel âge avez-vous eu votre première crise ?

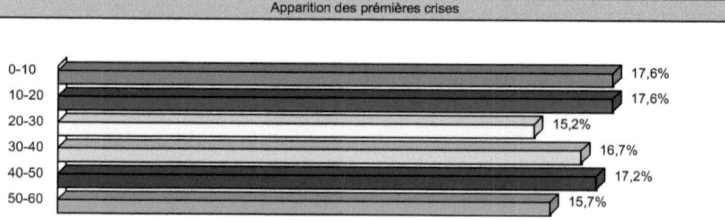

17.6% = 36 patients. 17.2% = 35 patients. 16.7% = 34 patients. 15.2%= 31 patients. 15.7% = 32patients.

c-Types des crises :

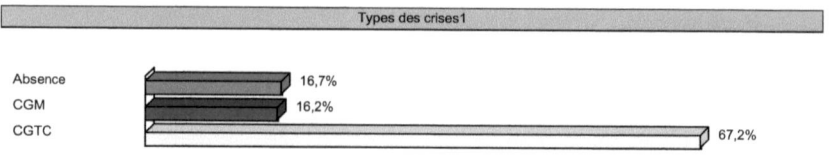

16.7% = 34 patients. 16.2% = 33 patients. 67.2% = 137 patients.

d- Facteurs déclenchants

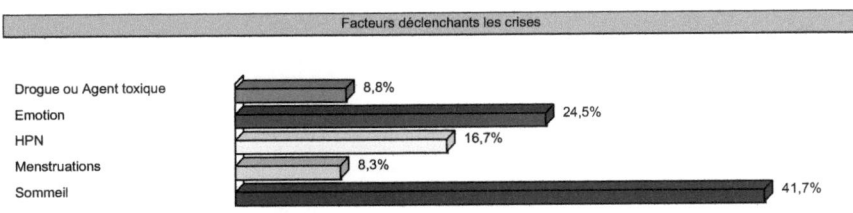

8.8% = 18 patients. 24.5% = 50 patients. 16.7% = 34 patients. 8.3% = 17 patients. 41.7% = 85 patients

3-Etiologie génétique et médicamenteuse :

a-Liens des parentés : Existe-t-il une consanguinité entre les parents

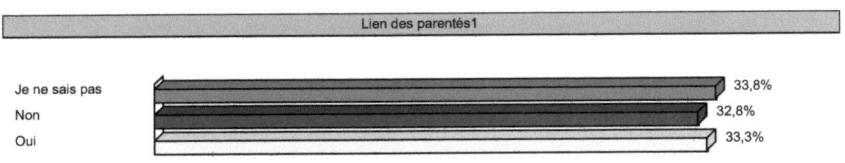

33.3% = 69 patients. 32.8% = 67 patients. 33.3% = 68 patients.

b-Notion d'épilepsie dans la famille :

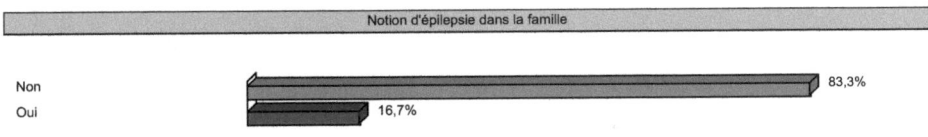

83.3% = 170 patients. 16.7% = 34 patients.

c-Traitement durant la grossesse :

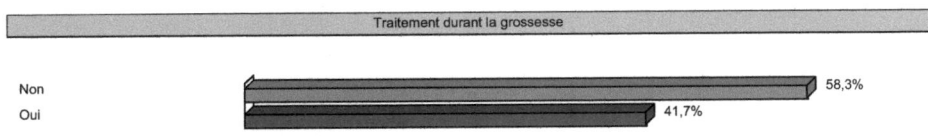

58.3% = 119 patients. 41.7% = 85 patients.

d-Types de traitements :

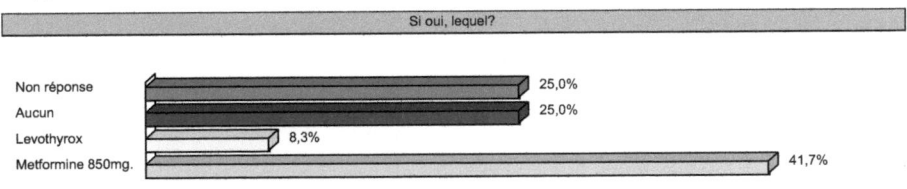

25.0% = 51 patients. 8.3% = 17 patients. 41.7% = 85 patients.

4-Données Obstétriques :

a-Accouchements dystociques :

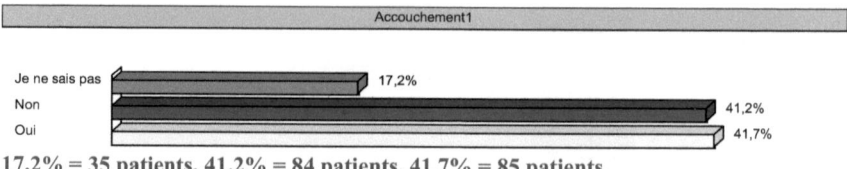

17.2% = 35 patients. 41.2% = 84 patients. 41.7% = 85 patients.

b- Notion de prématurité :

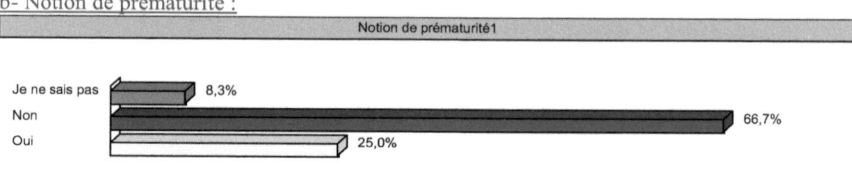

8.3% = 17 patients. 66.7% = 136 patients. 25.0% = 51 patients.

5-Données cliniques :

a-Antécédents médicaux :

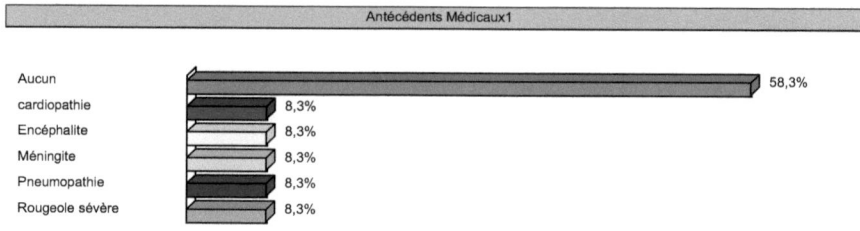

58.3% = 119 patients. 8.3 % = 17 patients.

b-Traumatismes crâniens :

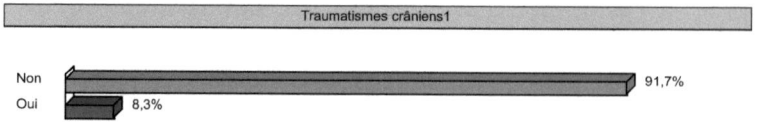

91.7% = 187 patients. 8.3% = 17 patients.

c-Types d'épilepsies :

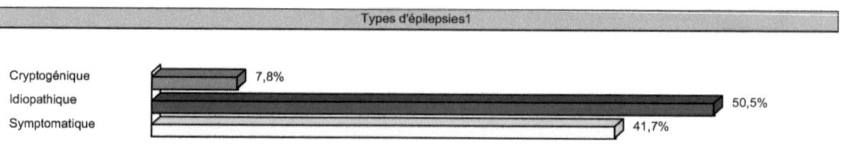

7.8% = 16 patients. 50.5% = 103 patients. 41.7% = 85 patients.

d-Examen général :

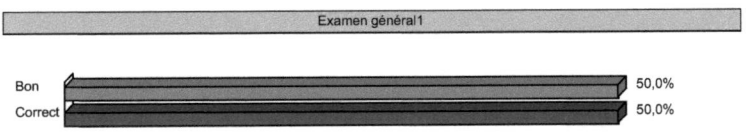

50.0% = 102 patients. 50.0% = 102 patients.

e-Etiologies :

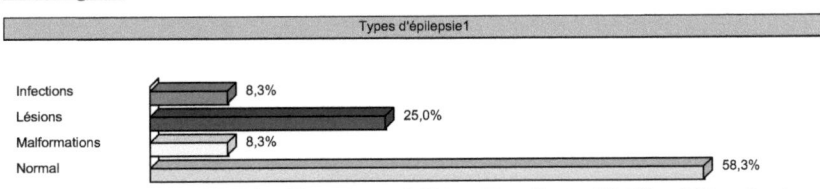

8.3% = 17 patients. 25.0% = 51 patients. 8.3% = 17 patients. 58.3% = 119 patients.

f-Corpulence :

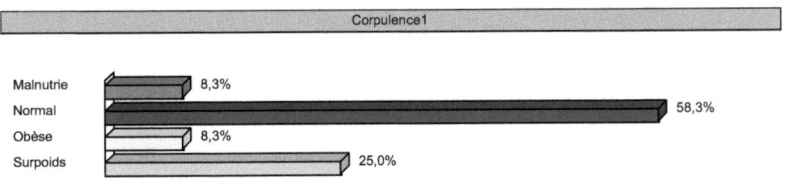

8.3% = 17 patients. 58.3% = 119 patients. 8.3% = 17 patients. 25.0% = 51 patients.

g-examens neurologiques :

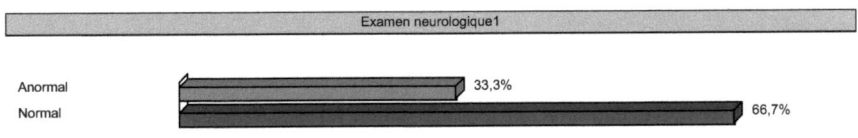

33.3% = 68 patients. 66.7% = 136 patients.

h-Notion de retard mental :

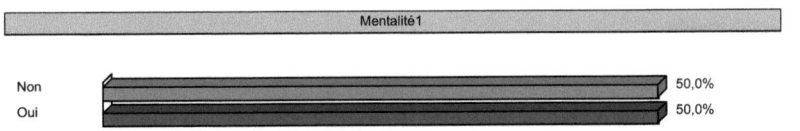

50.0% = 102 patients. 50.0% = 102 patients.

h-1 Degré de déficience mental :

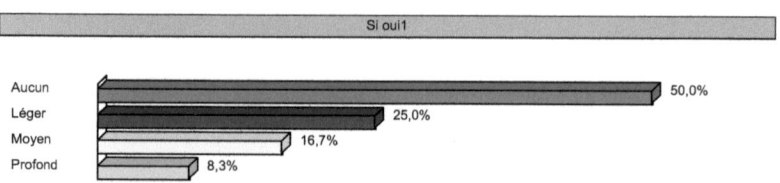

__50.0% = 102 patients. 25.0% = 51 patients. 16.7% = 34 patients. 8.3% = 17 patients.__

6-Données radiologiques :

a-Résultats du scanner

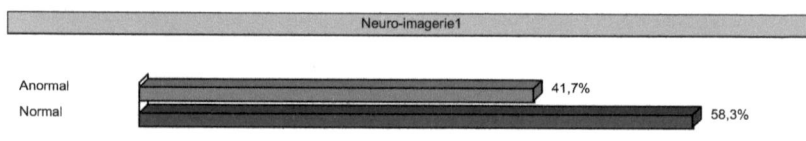

__41.7% = 85 patients. 58.3% = 119 patients.__

b-Résultats d'IRM :

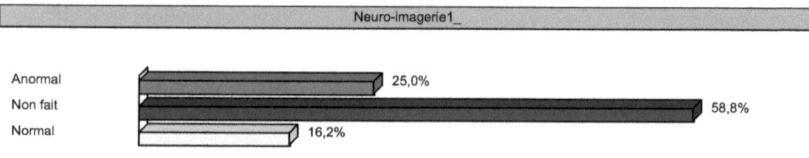

__25.0% = 51 patients. 58.8% = 120 patients. 16.2% = 33 patients.__

7-Données Electrophysiologiques :

a-Examen d'EEG :

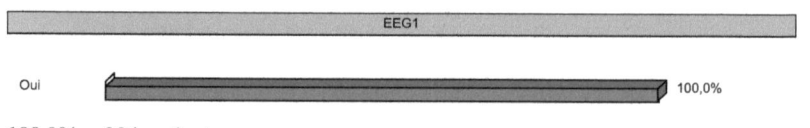

__100.0% = 204 patients.__

b-Examen en dehors des crises :

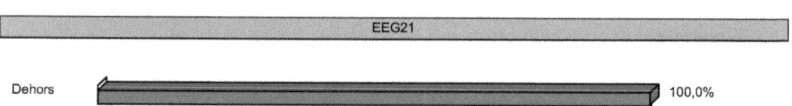

__100.0% = 204 patients.__

c-Signes révélés par l'EEG :

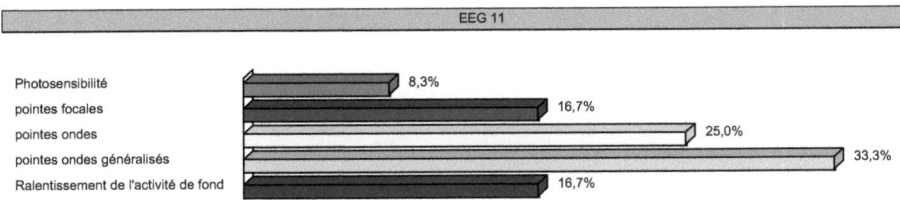

8.3% = 17 patients. 16.7% = 34 patients. 25.0% = 51 patients. 33.3% = 68 patients. 16.7% = 34 patients.

8-Thérapies :

a-Traitements prescrites :

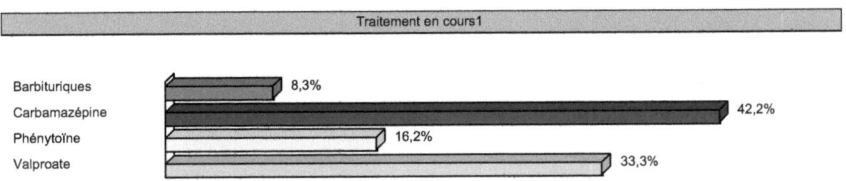

8.3% = 17 patients. 42.2% = 86 patients. 16.2% = 33 patients. 33.3% = 68 patients.

b-Efficacité du traitement :

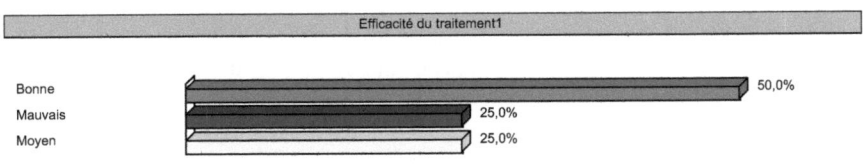

50.0% = 102 patients. 25.0% = 51 patients. 25.0% = 51 patients.

c-Efficacité entre les traitements

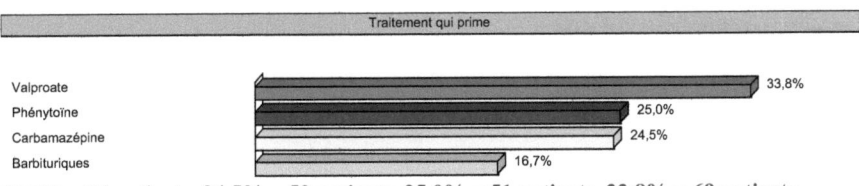

16.7% = 34 patients. 24.5% = 50 patients. 25.0% = 51 patients. 33.8% = 69 patients.

DISCUSSIONS

L'Etude s'est déroulée dans le service de neurologie du pôle des soins spécialisés de la C.N.S.S. L'objectif étant d'élucider comment les patients sont pris en charge par les médecins ? quelles sont les difficultés qu'ils sont confrontés ? et que proposent les structures sanitaires pour aider ces parties de la population qui sont touchés par cette maladie.

I-Données démographiques :

204 individus de tout âge et des deux sexes ont été vu en consultations dans ce service de neurologie. La tranche d'âge la plus touchée était des jeunes adolescents compris entre 10-20 années. B. Levick et al, ont montrés dans une étude de prévalence de l'épilepsie dans les régions d'endémie de l'onchocercose en République démocratique du Congo, que la prévalence la plus élevée d'épilepsie a été observée dans le groupe d'âge des 10 à 19 ans.[13]

Le sexe le plus touché était le sexe féminin avec 57.8% et les patients étaient localisées pour la majorité dans la capitale en zone urbaine avec 41.2%. G. Giussani et al, dans une étude de prévalence et d'incidence en Italie ont démontrés une prévalence brute de l'épilepsie de 7,9 pour 1 000 (hommes 8,1 ; femmes 7,7).[14]

Les patients atteints de l'épilepsie étaient pour plus de la moitié célibataire avec 58.3% soit parce qu'ils étaient encore jeunes ou parce qu'ils étaient stigmatisés dans leurs entourages d'un handicap mental ou capteur des esprits malins, ou un sentiment d'infériorité personnel que le patient éprouvait lui-même. Cela étant dû bien sûre à la non connaissance de la maladie par la population. MN. Thabit et al, pour une étude menée sur les évaluations des connaissances sur l'épilepsie et les attitudes à l'égard des patients atteints d'épilepsie chez les étudiants universitaires de Haute-Égypte a donnée des chiffres chez lesquels les non-épileptiques, 54,5% croient que l'épileptique ne devrait pas se marier et 49,9% pensent qu'ils ne devraient pas avoir d'enfants. Parmi les patients atteints d'épilepsie, ces pourcentages sont respectivement de 27,3% et 36,4%.[15] Imaginons un peu issu les difficultés morales que ces patients vivent à leur quotidien et les troubles mentaux que pourraient développer ces patients par suite de ces images stéréotypées.

Parmi ces patients 66.6 % exerçaient une vie active (conventionné : 8.3%, fonctionnaire : 8.3% étudiant : 33.3%, secteur privé : 16.7%) contre 16.6% qui étaient inactives (chômeur : 8.3% et travail domestique : 8.3%) et 16.7% n'étaient pas capable de produire une activité à la suite d'un handicap mental engendré par l'épilepsie. A Marinas et al, par une étude menée par la fondation Jiménez Diaz, Madrid, Spain en juillet 2011 sur le profil socio-professionnel et d'emploi des patients atteints d'épilepsie, dont 58% des patients étaient employés au moment de l'enquête, 10,9% des patients étaient au chômage et 12,5% étaient incapables de travailler.[16]

II-Données sur les crises :

L'apparition des premières crises épileptiques s'est passée au cours des cinqs premières années de vie pour la plupart des patients mais en général les crises apparaissaient en mineur avec 35.2% et 41.7% étaient symptomatiques. Ochoa-Gomez L. et al, dans une même étude en épilepsie selon l'âge au début et suivi pendant 3 ans dans une unité de neurologie pédiatrique régionale de référence en Espagne, affirmaient que plus du quart (26,12%) des épilepsies ont débuté au cours de la première année de vie et 67,72% étaient symptomatiques.[17]

Les formes des épilepsies rencontrées étaient de types CGTC à 67.2% et ces crises survenaient souvent durant le sommeil avec (41.7% des crises durant le sommeil). J Sala-Padro et al. Dans une étude menée à Barcelone en Espagne, dans les classifications des épilepsies généralisées idiopathiques chez les patients de plus de 16 ans. Les types de crises présentant un plus grand nombre de patients étaient les crises tonico-cloniques (89,6%), myocloniques (45,4%), les absences (31,4%), les crises réflexes (13,3%), les myoclonies palpébrales (12,6%), crises psychogènes non épileptiques (3,6%) et état de mal épileptique (1,9%).[18]

III-Etiologie génétique :

D'abord on précise qu'à Djibouti, il n'y a pas des laboratoires de recherche génétique ni des spécialistes en génétique. Cependant on s'est basé sur quelques questionnaires cliniques afin de déterminer si les épilepsies qu'en souffraient ces patients avaient des causes génétiques, comme par exemple la consanguinité des patients et si des proches de la famille avaient les mêmes problèmes de santé. 33.8% des patients ignoraient si leurs parents avaient des liens familiaux, tandis que 33.3% autres affirmaient que leurs parents étaient des proches familiales. Chentouf A et al, dans une étude de consanguinité et épilepsie à Oran, Algérie : une étude cas-témoin, ont fournis que le taux de consanguinité parentale était de 36,6%.[19] Aussi 16.7% des patients avaient des proches de leurs familles qui avaient des épilepsies. C. Kuate-Tegueu et al, dans une autre étude camerounaise portant sur les facteurs obstétricaux, infectieux et traumatiques associés à l'épilepsie dans la zone rurale de Bangoua (Ouest, Cameroun), ont prouvés que plus de la moitié (57,1%) des patients épileptiques avaient des antécédents familiaux d'épilepsie.[20]

IV- Données Obstétriques :

Chez les mères des enfants atteints d'épilepsie, plus de la moitié ne suivaient aucune thérapie durant leur grossesse soit 58.3%. Alors que 41.7% prenaient des médicaments chroniques. Parmi ces médicaments, deux molécules revenaient dans l'anamnèse des mères de ces patients qui sont Levothyrox à 8.3% et Metformine 850 mg à 41.7%. On ne dira pas que la Metformine présente des tératogénicités durant la grossesse, mais un diabète déséquilibré en période péri-conceptionnelle est responsable d'une augmentation de la fréquence des malformations.[21]

85 cas des enfants atteints d'épilepsie sont nés d'un accouchement dystocique soit 41.7%. Contre 2 cas d'accouchement dystocique (13,3%), ont été signalés dans une enquête scolaire réalisée à Yopougon à Abidjan en côte d'ivoire.[22] Aussi 25% des enfants étaient nés prématurés.

V- Données cliniques

Plus de la moitié des patients n'avaient pas d'antécédents médicaux soit 58.3%. Les pathologies telles que les cardiopathies, les pneumopathies, les encéphalites, les méningites et la rougeole sévère étaient réparties de façon égal avec 8.3% chacune de ces pathologies. 91.7% des patients n'ont pas subis des traumatismes crâniens contre 8.3% qui étaient victimes de ce genre de traumatisme et dont tous ces patients ont développé au plus tard des crises tonico-cloniques généralisées. Miura H et al, dans une étude menée au japon sur l'influence des antécédents de traumatisme crânien et d'épilepsie sur les délinquants dans une maison de classification pour mineurs ; le groupe traumatisme / épilepsie présentait des taux significativement plus élevés de traitement psychiatrique (P <0,0001, OR = 16,852, IC à 95% = 8.068-35.199).[23]

L'examen général des patients était bon et corrects dans l'ensemble. Tandis que l'examen neurologique était anormal à 33.3%. Bozaykut A et al, pour une étude de cohorte turque sur l'évaluation de l'évolution clinique et de la neurocognition chez les enfants atteints d'épilepsie infantile spontanée ont publiés que les EEG et les examens neurologiques interictaux étaient normaux dans tous les cas.[24]

Les étiologies en faveur de l'apparition des crises épileptiques n'étaient pas définies dans 58.3%, seulement 25% ont développés des crises épileptiques suites à des lésions cérébraux post-traumatiques et post-infectieuses. Chepreganova-Changovska T et al, dans une étude clinique sur les lésions épileptogènes symptomatiques, affirme que les lésions épileptiques de 25,0% étaient des scléroses hippocampiques, 20,0% des lésions post-traumatiques, 19,0% des tumeurs post-vasculaires et cérébrales, et le plus faible pourcentage de 17,0% des lésions post-infectieuses.[25]

La distribution de l'IMC chez les patients était répartie de la suivante : 8.3% des patients étaient malnutris, 58.3% normaux, 8.3% étaient obèses et 25% en surpoids. Ladino LD et al, qui menaient une étude canadienne sur l'obésité et son association avec l'épilepsie généralisée, le syndrome idiopathique et les antécédents familiaux d'épilepsie, indiquaient que la distribution de l'IMC était la suivante : 2 patients (2%) présentant une insuffisance pondérale, 26 (26%) de poids normal, 34 (34%) en surpoids, 25 (25%) obèses et 13 (13%) présentant une obésité morbide.[26]

La moitié à 50% de ces patients montraient des signes cognitifs en faveur d'un retard mental et était incapable d'advenir à leurs propres besoins dans les tâches quotidiennes, d'où la nécessité d'un tiers personne. Le degré de sévérité de ce retard mental variait de la sorte : 25% léger, 16.7% moyen et 8.3% profond. Mc Dermott S et al, par une étude initiée par l'école de médecine de l'université de caroline du sud aux Etats-Unis, les patients sans incapacité avaient un taux de prévalence de l'épilepsie de 1%. La prévalence de l'épilepsie au sein des groupes d'invalidité était de 13% pour la paralysie cérébrale et de 13,6% pour le syndrome de Down ; 25,4% pour l'autisme, 25,5% pour l'arriération mentale et 40% pour les adultes atteints de paralysie cérébrale et de retard mental.[27]

VI- Données radiologiques

Plus de la moitié de la population soit 58.3% avaient une tomodensitométrie normale, seuls 41.7% avaient un scanner avec des signes anormaux. Chez cette même population, l'IRM n'était pas réalisée dans 58.8% des patients dû à la non disponibilité de l'appareil dans tout le territoire et au coût important de la seule disponible dans la capitale quant à ceux qui ont fait l'examen on observait une anormalité dans 25.0%, dont parmi eux 2 cas de sclérose mésiotemporales sous l'IRM 3T. Winston GP et al, dans une étude menée à Londres pour prouver la valeur de la neuroimagerie répétée pour l'épilepsie dans un centre de référence tertiaire : 16 ans d'expérience. 804 patients ont eu une imagerie sur les deux scanners, la majorité avec une épilepsie focale (87%). En répétant le balayage à 3T, 37% des scans étaient normaux et 20% présentaient des signes secondaires. Les résultats positifs compренaient la sclérose hippocampique (13%), des malformations du développement cortical (8%), d'autres anomalies (4%) et une chirurgie antérieure (18%). Un total de 37 nouveaux diagnostics pertinents (5%) a été réalisés sur les scanners 3T non observés auparavant à 1,5T. Les nouvelles découvertes les plus courantes étaient la sclérose hippocampique, la dysplasie corticale focale et la tumeur neuroépithéliale dysembryoplastique. Ces résultats ont affecté la prise en charge du patient chez plusieurs patients subissant une neurochirurgie.[28] Ainsi nous voyons l'importance de l'IRM sophistiquée dans le diagnostique de l'épilepsie et surtout dans l'étude des foyers épileptiques cérébraux.

VII-Données de l'électroencéphalographe

Tous les 204 patients ont passés l'examen d'EEG (100%), l'examen s'est déroulé sans que les patients aient une crise convulsive. Les signes que l'EEG a révélés sont les suivants : une photosensibilité à 8.3%, des pointes focales à 16.7%, des pointes ondes à 25%, des pointes ondes généralisées à 33.3% et des ralentissements de l'activité de fond à 16.7%. Lei HY et al, dans une étude menée en chine par le département de médecine des urgences, hôpital populaire de Linyi, 120 participants ont reçu l'EEG. En comparaison avec le groupe témoin, une imagerie unique, générale et focale des ondes aiguës, des ondes nettes et aiguës, des ondes de pointe, des pics et des ondes lentes, des pics multiples et des ondes lentes dans l'EEG des groupes d'épilepsie. En comparaison avec le groupe épilepsie non intraitable, l'EEG du groupe épilepsie intraitable était caractérisé par des ondes lentes anormalement augmentées et une décharge épileptiforme diminuée, indiquant une lésion cérébrale secondaire permanente.[29]

VIII-Données relatives à la thérapie :

L'enquête menée auprès des professionnels de la santé incluant les médecins généralistes et spécialistes, les traitements qui reviennent souvent dans le choix de la prescription sont les suivants : Les barbituriques à 8.3%, la carbamazépine à 42.2%, la phénytoïne à 16.2% et l'acide valproïque à 33.3%. L'efficacité de ces traitements étaient bonne à 50%, moyen à 25% et inefficace pour 25% autre, surtout chez les jeunes gens qui ne répondaient pas aux traitements. Bruun E et al, dans une étude finlandaise sur le choix du premier médicament antiépileptique chez les patients âgés présentant une épilepsie nouvellement diagnostiquée : une étude rétrospective finlandaise, prouve que l'acide valproïque (APV) et la carbamazépine (CBZ) étaient les MAE les plus courants tant chez les personnes âgées (49% et 31% des prescriptions, respectivement) que chez les patients plus jeunes (19% et 61% respectivement).[30]

CONCLUSION

L'épilepsie est une maladie neurologique chronique qui touche environ 50 millions des gens dans le monde dont ¾ des personnes atteintes dans les pays à faible revenu par l'épilepsie ne bénéficient pas le traitement dont elles ont besoins.

A Djibouti, l'épilepsie existe et nombreux sont ceux qui en souffrent. Cependant des données épidémiologiques à l'échelle nationale manquerait et surtout des centres de prise en charge spécialisés.

Les traitements sont prescrits mais pourtant certaines molécules de dernière génération restent indisponibles dans le pays. L'objectif de cette étude était de démontrer le manque de moyen de lutte contre l'épilepsie à savoir le manque de traitement chirurgical mais aussi l'indisponibilité de certaine molécule qui seraient coûter pour les patients par procuration sous commande.

Enfin l'étude a révélé que :

-Certains de ces patients étaient discriminés dans la population à cause de leurs troubles neurologiques et leurs handicaps mentaux,

-Que l'épilepsie est fréquente chez les patients ayant des parents qui ont une consanguinité proche.

- Les mères diabétiques sont des sujets qui peuvent donner naissance à de enfants souffrant des malformations,

- Mais aussi un accouchement dystocique peut donner lieu à des souffrances cérébrales dû à une insuffisance en apport énergétique.

-Les étiologies en faveur de l'apparition des crises épileptiques n'étaient pas définies dans plus de la moitié des patients.

- La moitié de ces patients montraient des signes cognitifs en faveur d'un retard mental.

- L'IRM n'était pas réalisée dans 58.8% des patients dû à la non disponibilité de l'appareil dans tout le territoire et au coût important de la seule disponible dans la capitale.

-Quatres spécialités étaient disponibles comme traitement de l'épilepsie peu importe sa forme.

REFERENCES

1.   Awa Ba-Diop, MSc, Benoît Marin, MD, Prof Michel Druet-Cabanac, MD, Prof Edgard B Ngoungou, Ph.D., Pr Charles R Newton, MD, et Prof Pierre-Marie Preux, MD. Épidémiologie, causes et traitement de l'épilepsie en Afrique subsaharienne. Lancet Neurol. 2014 Oct ; 13 (10) : 1029-1044.

2.   Robert S. Fisher, Walter van Emde Boas, Warren Blume, Christian Elger, Pierre Genton, Phillip Lee, Jérôme Engel Jr. Epileptic seizures and epilepsy: definitions proposed by the International League Against Epilepsy (ILAE) and the International Bureau for Epilepsy (IBE). Epilepsia. 2005, 46: 470-2.

3.   Symon M Kariuki, William Matuja, Albert Akpalu, Angelina Kakooza-Mwesige, Martin Chabi, Ryan G Wagner, Myles Connor, Eddie Chengo, Anthony K Ngugi, Rachael Odhiambo, Christian Bottomley, Steven White, Josemir W Sander, Brian G R Neville, Charles R J C Newton, and on behalf of the SEEDS writing group1. Clinical features, proximate causes, and consequences of active convulsive epilepsy in Africa. Epilepsia. 2014 Jan; 55(1): 76–85.

4.   Tomson T 1 , Dahl ML , Kimland E. Therapeutic monitoring of antiepileptic drugs for epilepsy. Cochrane Database Syst Rev. 2007 Jan 24;(1):CD002216.

5.   Tomson T, Dahl M, Kimland E. Suivi thérapeutique des médicaments antiépileptiques pour l'épilepsie. Base de données Cochrane des revues systématiques 2007, numéro 2. Art. No . CD002216. DOI: 10.1002 / 14651858.CD002216.pub2. Lien vers la bibliothèque Cochrane. [PubMed].

6.   Erik K. St. Louis, MD, MS, FAAN; Gregory D. Cascino, MD, FAAN. Diagnosis of Epilepsy and Related Episodic Disorders. Continuum (Minneap Minn). 22 février 2016 (1 épilepsie): 15-37. doi: 10.1212 / CON.0000000000000284.

7.   Sander JW, Shorvon SD. Epidemiology of the epilepsies. Journal of Neurology, Neurosurgery, and Psychiatry. 1996; 61(5):433-443.

8.   José J. Jarero-Basulto, Yadira Gasca-Martínez, Martha C. Rivera-Cervantes, Mónica E. Ureña-Guerrero, Alfredo I. Feria-Velasco, et Carlos Beas-Zarate. Interactions entre l'épilepsie et la plasticité. Pharmaceuticals 2018, 11(1), 17; doi:10.3390/ph11010017

9.   Pharmacological Update of Clinical Guideline 20 The Epilepsies The diagnosis and management of the epilepsies in adults and children in primary and secondary care Final Methods, evidence and recommendations January 2012 Commissioned by the National Institute for Health and Clinical Excellence.

10.   Martin J. Brodie , Frank Besag , Alan B. Ettinger , Marco Mula , Gabriella Gobbi , Stefano Comai , Albert P. Aldenkamp et Bernhard J. Steinhoff. L'épilepsie, les médicaments antiépileptiques et l'agression: un examen fondé sur des données probantes. Pharmacol Rev . 2016 juil; 68 (3): 563-602.

11.   Abou-Khalil, B. W. (2016). Antiepileptic Drugs. CONTINUUM: Lifelong Learning in Neurology, 22(1, Epilepsy), 132–156. doi:10.1212/con.0000000000000289.

12.   Anna Rosati , Salvatore De Masi ,et Renzo Guerrini. Traitement médicamenteux antiépileptique chez les enfants atteints d'épilepsie. Médicaments CNS . 2015; 29 (10): 847-863. Publié en ligne 2015 Sep 23. doi: 10.1007 / s40263-015-0281-8.

13. Levick B 1 , Laudisoit A 1, 2, 3 , Tepage F 4 , Ensoy-Musoro C 5 , Mandro M 6 , Bonareri Osoro C 5, 7 , Suykerbuyk P 3 , Kashama JM 8 , Komba M 9 , Tagoto A 10 , Falay D 11 , Begon M 1 , Colebunders R 3 . Prévalence élevée de l' épilepsie dans les régions où l'onchocercose est endémique en République démocratique du Congo. PMCID: PMC5529017 PMID: 28708828.

14. Giussani G 1 , Cricelli C , Mazzoleni F , Cricelli I , Pasqua A , Pecchioli S , Lapi F , Beghi E . Institut IRCCS-Mario Negri pour la recherche pharmacologique, Milan, Italie. Prevalence and incidence of epilepsy in Italy based on a nationwide database. Neuroepidemiology. 2014;43(3-4):228-32. doi: 10.1159/000368801. Epub 2014 Nov 20.

15. Thabit MN, Sayed MA, Ali MM. Evaluation of knowledge about epilepsy and attitudes towards patients with epilepsy among university students in Upper Egypt. PubMed. doi: 10.1016/j.eplepsyres.2018.05.003. Epub 2018 May 5.

16. Marinas A, Elices E, Gil-Nagel A, Salas-Puig J, Sánchez JC, Carreño M, Villanueva V, Rosendo J, Porcel J, Serratosa JM. Socio-occupational and employment profile of patients with epilepsy. Epilepsy Behav. 2011 Jul;21(3):223-7. doi: 10.1016/j.yebeh.2011.01.025. Epub 2011 May 26.

17. Ochoa-Gómez L, López-Pisón J, Lapresta Moros C, Fuertes Rodrigo C 1, Fernando Martínez R, Samper-Villagrasa P, Monge-Galindo L, Peña-Segura JL, García-Jiménez MC. A study of epilepsy according to the age at onset and monitored for 3 years in a regional reference paediatric neurology unit. doi: 10.1016/j.anpedi.2016.05.002. Epub 2016 Jun 10.

18. Sala-Padro J, Tolède M, Santamarina E, Gonzalez-Cuevas M, Raspall-Chaure M, Sueiras-Gil M, Quintana M, Salas-Puig J. Classification of idiopathic generalised epilepsies in patients over 16 years of age. Rev Neurol . 2017 16 janvier ; 64 (2): 49-54. Espanol. PMID: 28074997

19. Chentouf A, Talhi R, Dahdouh A, Benbihi L, Benilha S, Oubaiche ML, Chaouch M. Consanguinity and epilepsy in Oran, Algeria: A case-control study. Epilepsy Res. 2015 Mar;111:10-7. doi: 10.1016/j.eplepsyres.2014.12.014. Epub 2015 Jan 8.

20. Kuate-Tegueu Callixte,& Tsinkou Huguette Charlie, Kouemeni Lysette, Nguefack-Tsague Georges, Kaptue Lazare, et Takougang Innocent. Obstetrical, infectious and traumatic factors associated with epilepsy in the rural area of Bangoua (West, Cameroon). Pan Afr Med J. 2014; 19: 389. Published online 2014 déc. 18. French. DOI : 10.11604/pamj.2014.19.389.4090.

21. https://lecrat.fr/spip.php?page=article&id_article=867.

22. DOUMBIA-OUATTARA Mariam, KOUAME-ASSOUAN Ange- Eric, AKA-DIARRA Evelyne, KOUASSI KOUAME Léonard, DIAKITE Ismaila, SONAN-DOUAYOUA Thérèse. EPILEPSY IN SCHOOLS IN IVORY COAST A SURVEY AT YOPOUGON, ABIDJAN DC. African Journal of Neurological Sciences 32(2) · January 2013

23. Miura H, Fujiki M, Shibata A, Ishikawa K. Influence of history of head trauma and epilepsy on delinquents in a juvenile classification home. doi.org/10.1111/j.1440-1819.2005.01434.x

24. Bozaykut A, Aksoy HU, Sezer RG, Polat M. Evaluation of clinical course and neurocognition in children with self-limited infantile epilepsy in a Turkish cohort study. J Child Neurol. 2015 Mar;30(3):314-9. doi: 10.1177/0883073814538502. Epub 2014 Jun 22.

25. Chepreganova-Changovska T, Petrovska-Cvetkovska D, Srceva-Jovanovski M, Filipce V. Symptomatic epileptogenic lesions. Pril (Makedon Akad Nauk Umet Odd Med Nauki). 2014;35(2):45-52.

26. Ladino LD, Hernández-Ronquillo L, Téllez-Zenteno JF. Obesity and its association with generalised epilepsy, idiopathic syndrome, and family history of epilepsy.Epileptic Disord. 2014 Sep;16(3):343-53. doi: 10.1684/epd.2014.0677.

27. McDermott S, Moran R, Platt T, Wood H, Isaac T, Dasari S. Prevalence of epilepsy in adults with mental retardation and related disabilities in primary care. Am J Ment Retard. 2005 Jan;110(1):48-56.

28. Winston GP 1, C Micallef, BE Kendell, PA Bartlett, EJ Williams, JL Burdett, JS Duncan. The value of rBepeat neuroimaging for epilepsy at a tertiary referral centre: 16 years of experience. Epilepsy Res. 2013 Aug;105(3):349-55. doi: 10.1016/j.eplepsyres.2013.02.022. Epub 2013 Mar 26.

29. Lei HY 1, Yang DQ 1, Li YX 1, Wang LQ 1, Zheng M 1. Association between human cytomegalovirus and onset of epilepsy. Int J Clin Exp Med. 2015 Nov 15;8(11):20556-64. eCollection 2015.

30. Bruun E, Virta LJ, Kälviäinen R, Keränen T. Choice of the first anti-epileptic drug in elderly patients with newly diagnosed epilepsy: A Finnish retrospective study. Seizure. 2015 Sep; 31:27-32. doi: 10.1016/j.seizure.2015.06.016. Epub 2015 Jul 4.

SUR GRIN VOS CONNAISSANCES SE FONT PAYER

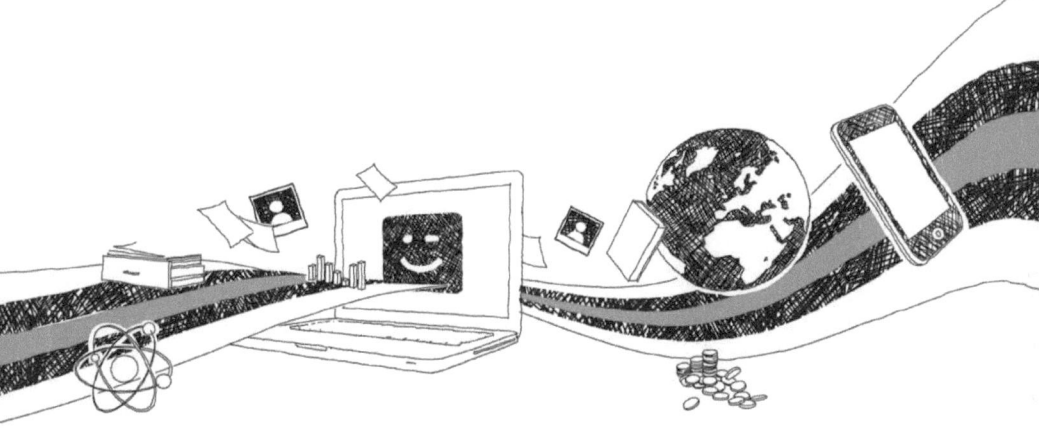

- Nous publions vos devoirs
  et votre thèse de bachelor et master

- Votre propre eBook et livre –
  dans tous les magasins principaux du monde

- Gagnez sur chaque vente

Téléchargez maintentant sur www.GRIN.com et publiez gratuitement

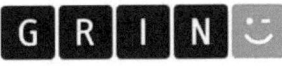